"你应该知道的医学常识"大型医学知识普及系列

总主编　舒志军
　　　　周　铭
主　编　曹烨民

明明白白看
糖尿病足

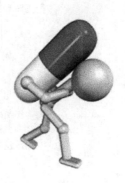

科学出版社
北　京

内 容 简 介

本书从一糖尿病足临床常见病例入手,通过对此病例的剖析引出糖尿病足的相关知识。本书在简单介绍了糖尿病足的历史以及足部的解剖学相关知识后,通过知识问答的形式详细阐述了糖尿病足的概念、检查与诊断、治疗、预后与处理及中医知识。本书内容丰富、深入浅出,语言通俗易懂,有较强的指导性和实用性。

本书适合糖尿病足患者及其家属阅读,也可供临床医护人员、医学生参考使用。

图书在版编目(CIP)数据

明明白白看糖尿病足 / 曹烨民主编. — 北京:科学出版社,2017.5

("你应该知道的医学常识"大型医学知识普及系列)

ISBN 978-7-03-052706-6

I.①明… Ⅱ.①曹… Ⅲ.①糖尿病足–诊疗 Ⅳ.①R587.2

中国版本图书馆CIP数据核字(2017)第099632号

责任编辑:闵　捷
责任印制:谭宏宇 / 封面设计:殷　靓

科 学 出 版 社 出版
北京东黄城根北街 16 号
邮政编码:100717
http:// www. sciencep. com

南京展望文化发展有限公司排版
虎彩印艺股份有限公司印刷
科学出版社发行　各地新华书店经销

*

2017 年 5 月第 一 版　开本:A5(890×1240)
2018 年 9 月第二次印刷　印张:1 1/2
字数:30 000

定价:20.00 元

(如有印装质量问题,我社负责调换)

"你应该知道的医学常识"
大型医学知识普及系列
总编委会

总 主 编

舒志军　周　铭

副总主编

谢春毅　金　琳　舒　勤　李国文

成　员

（按姓氏笔画排序）

王长德	刘剑新	江艳芬	李国文
吴　坚	张启发	张家美	陈建华
金　琳	周　铭	庞　瑜	胡智海
钟　蕙	郭　薇	曹烨民	盛昭园
舒　政	舒　勤	舒志军	谢春毅
蔡　炯	臧金旺	霍莉莉	

《明明白白看糖尿病足》
编委会

主 编
曹烨民

副主编
赵 诚

编 委
（按姓氏笔画排序）

赵 诚 相胜敏 曹烨民 梁志强

丛书序

我院的中西医结合工作开始于20世纪50年代，兴旺于60年代，发展于80年代，初成于90年代，1994年我院正式被上海市卫生局命名为"上海市中西医结合医院"。如今，上海市中西医结合医院已发展成为一所具有明显特色的三级甲等中西医结合医院、上海中医药大学附属医院。从上海公共租界工部局巡捕医院开始，到如今"精、融、创、和"医院精神的秉持，八十几载传承中，中西医结合人始终将"业贯中西、博采众长、特色创新、精诚奉献"的理念作为自己的服务宗旨。

提倡中西医并重、弘扬中西医文化、普及中医药知识一直是中西医结合人不懈努力的内容，科普读物的编写也是这一内容的重要组成部分。医学科普读物是拉近医护工作者和患者距离的有力工具，通过深入浅出、平实易懂的文字，能够让人们更好地了解医学、理解医生，也能使医生和患者之间的沟通更加顺畅。

本院相关科室医护工作者积极编写了"你应该知道的医学常识"大型医学知识普及系列，通过临床鲜活的病例介绍和医生丰富的经验记录，强调突出中西医结合诊断及治疗特色，着眼于人们的实际需求，为人们提供更具参考性、更为通俗易懂的医学知识，提高人们对医学科学知识的了解。此次"你应该知道的医学常识"大型医学知识普及系列的编写,也是我院在常见病患者及普通人群健康管理方面所做的一次努力。

我相信,对于患者、健康关注者还是临床医护人员,这都是一套值得阅读的好书!

上海中医药大学附属上海市中西医结合医院院长

2016 年 11 月

前　言

随着人们生活水平明显提高，生活状态、工作方式也较以往不同。首先，饮食结构改变了，高脂、高糖、高蛋白饮食被大部分人们选择；其次，随着交通工具使用率的增加，人们减少了运动。长此以往，疾病谱也有了明显的变化。高血糖导致的糖尿病、高血脂引起的动脉硬化症、高尿酸血症诱发的痛风等代谢性疾病成为高发疾病的代表。并且，由此类疾病引起的并发症越来越多。上海市中西医结合医院脉管病科门诊每年接待因此类疾病引起的手足疼痛、溃烂患者已超过十万人次，每年因此住院的患者也接近三千人次。这些疾病不仅使患者异常的痛苦，严重的需要截肢，甚至有生命之虞，而且，这些疾病导致患者劳动力丧失，使家庭经济负担加重，已成为很大的问题。

另外，就诊的患者大多症状繁多，创面溃烂严重，病情多已危殆。像患肢麻痹、疼痛剧烈，以至于溃烂等不可逆转的并发症出现，失去了能够早期控制疾病的机会，严重影响患者的身心健康和生活质量。因此，为了尽早地让人们学习和了解这些疾病的诊断、防治知识，防患于未然，或早期就能通过简单的生活调摄、饮食调理、适当用药等，有效控制住疾病的发生、发展，并针对性地解决临床中遇到的各种问题，特编写本书。

　　参加本书编写的是上海中医药大学附属上海市中西医结合医院脉管病科的医护人员,本书由曹烨民主编,第一章经典病例由梁志强撰写,第二章病例剖析由赵诚、相胜敏撰写。在此,对相关人员付出的辛勤劳动及大力支持表示衷心感谢。本书在编写过程中,经多次修改,参考了相关的资料文献、书籍等,在此,向这些学者表示感谢。

　　本书的出版得到了"上海市科委中医引导类项目、上海市进一步加快中医药事业发展三年行动计划:上海市脉管病临床基地建设项目、弘扬奚九一脉管病防治特色文化项目"资助,并得到上海中医药大学附属上海市中西医结合医院的大力支持,在此一并致谢。

　　由于糖尿病足学科发展迅速,理论也在不断更新,作者的认识水平尚有一定的局限性,书中难免存在一些片面的或偏颇的观点,需要在今后的实践中不断完善,敬请专家学者及广大读者批评指正,让我们弥补不足,修订再版。

主编
2016 年 7 月 10 日

目 录

丛书序

前言

第一章 经典病例 001

第一节 病例摘要 001

第二节 病史 001

第三节 检查 002

第四节 诊断 003

第五节 治疗 003

第六节 预后 005

第二章 病例剖析 008

第一节 糖尿病足的历史 008

第二节 足部的解剖学相关知识 009

第三节 知识问答 010

一、糖尿病足概念 010

二、糖尿病足的检查与诊断 011

糖尿病足如何诊断？ 011

糖尿病患者足部出现哪些情况应到医院就诊？ …………… 011

糖尿病足患者需要做哪些检查？ ……………………………… 011

患有糖尿病足会发生哪些严重后果？ ……………………… 014

哪些糖尿病患者容易出现糖尿病足溃疡？ ………………… 014

糖尿病足溃疡如何分类？ …………………………………… 015

什么是糖尿病足坏疽，如何分类？ ………………………… 016

糖尿病足有哪些分级法？ …………………………………… 017

糖尿病足有哪些分期？ ……………………………………… 019

三、糖尿病足的治疗 …………………………………………… 020

糖尿病足的内科治疗方法有哪些？ ………………………… 020

糖尿病足血管外科手术的适应证有哪些？ ………………… 021

糖尿病足的外治法有哪些？ ………………………………… 021

糖尿病足患者出现皮肤水疱、鸡眼及胼胝如何治疗？ …… 022

四、糖尿病足的预后与处理 …………………………………… 022

糖尿病足患者出现哪些情况会增加截肢的风险？ ………… 022

糖尿病足患者如何进行护理？ ……………………………… 023

糖尿病足患者饮食有哪些注意事项？ ……………………… 024

五、糖尿病足的中医知识 ……………………………………… 025

名中医奚九一如何认识糖尿病足？ ………………………… 025

名中医奚九一如何治疗糖尿病足？ ………………………… 029

糖尿病足患者有哪些中医食疗方推荐？ …………………… 033

主要参考文献 …………………………………………………… 037

主编信息 ………………………………………………………… 038

第一章　经典病例

第一节　病例摘要

患者,张女士,73岁。因"左足溃坏、疼痛1月伴发黑坏死2周"入院治疗。入院后以药物治疗、手术治疗(血管腔内治疗、中药化腐清创术治疗、蚕食清创术、截趾清创术)为主,经过治疗坏死足趾,创面愈合,保留肢体。

第二节　病　史

·住院病史·

患者住院前一个月,无明显诱因下左足第3趾跟部位出现湿糜溃疡,遂至多家医院求治,予抗感染、药物外用等治疗,患足溃疡未见好转,反而加重。两周前患者左足第2、3、4趾趾体出现发黑坏死且向足背发展,疼痛难忍并伴有发热,遂来我院进一步检查,拟"糖尿病足——左足坏疽"收治入院。

·既往史·

有糖尿病病史20余年,目前予精蛋白锌重组人胰岛素混合注射液早18 U晚12 U,自诉血糖控制尚可。高血压病病史20余年,目前口服硝苯地平缓释片,每天1粒,1粒30 mg,血压控制在130/70 mmHg左右。

第三节 检 查

·**体格检查**·

倦怠,发热面容。体温(38.5℃),血压(140/70 mmHg)。左足略有肿胀,全足皮温明显降低,左足背大范围发绀,伴水疱、坏死,黄色分泌物渗出,有秽臭,创周触痛明显。左足第2、3、4趾趾体发黑,左足第三趾跖关节底部皮肤苍白(图1-1),皮温低;双足背动脉(-),左胫后动脉、腘动脉(-),右胫后动脉、腘动脉(-),双股动脉(+),左足抬高苍白试验(+)。

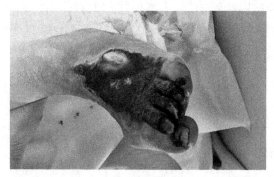

图1-1 体格检查时患足照片

·**实验室检查及其他辅助检查**·

1. 血常规及炎症指标 白细胞计数(13.3×10^9/L),中性细胞比率(86.5%),红细胞计数(3.59×10^{12}/L),血红蛋白(105 g/L),血小板计数(298×10^9/L),C-反应蛋白(111 mg/L),降钙素原(0.139 ng/ml),白细胞介素-6(85.86 pg/ml)。

2. 凝血功能 纤维蛋白原(5.80 g/L);D-二聚体(0.56 mg/L)。

3. 肝功能 总蛋白（54.0 g/L），白蛋白（25.1 g/L），乳酸脱氢酶（267 U/L）。

4. 血电解质 钙（2.05 mmol/L），无机磷（0.53 mmol/L），铁（3.7 umol/L）。

5. 血糖 空腹血糖（8.4 mmol/L），糖化白蛋白（38.6 %），糖化血红蛋白（10.7%），餐后2小时血糖（10.0 mmol/L）。

6. 左足X线 左足骨质疏松，左足趾周围软组织坏疽、溃破。

7. 胸片 心影饱满，主动脉弓钙化。

8. 双下肢B超 双下肢股浅动脉狭窄伴斑块形成，双腘动脉、胫后动脉、足背动脉闭塞。

9. 双下肢动脉多普勒 双下肢股动脉血流减慢，双腘动脉、胫后动脉、足背动脉血流测不出。双下肢踝肱指数为0。

第四节 诊 断

·**中医诊断**·

筋疽，湿热证。

·**西医诊断**·

糖尿病足—左足坏疽，肢体动脉硬化闭塞症，糖尿病周围神经病变，2型糖尿病，高血压3级—高危。

第五节 治 疗

·**治疗方法**·

1. 药物治疗

（1）治疗原则：抗感染，控制血糖、血压，纠正贫血，营养支持等。

（2）中药治疗：① 急性期，以清热利湿、凉血解毒为治则。方药为茵陈、山栀、垂盆草、苦参、土茯苓、生地黄、丹皮、赤芍、石斛、制军、生米仁、金银花、连翘、生甘草。② 好转恢复期,以益气养血、托里生肌为治则。方药为生黄芪、党参、山药、白术、当归、川芎、生地黄、赤芍、白芍、肉桂、牛膝。水煎口服,每天两次。

2. 手术治疗　血管腔内治疗、中药化腐清创术、蚕食清创术、截趾清创术治疗。

3. 其他疗法　中药涂擦、中药溻渍等。

·治疗经过·

1. 入院时　患者出现左足背发绀,第2、3、4趾发黑坏死,伴有高热,体温最高39℃,白细胞计数明显升高,积极采用抗感染治疗。患者出现电解质紊乱,予补液维持电解质平衡。考虑患者患足进行性坏死和下肢动脉血供较差,经内科治疗病情稳定后行下肢动脉球囊扩张及支架置入术,术后患者下肢血供明显改善。

2. 入院后第12天　患者左足肿胀,左足第2、3、4趾趾体干黑,第1、5趾部分发黑坏死,左足底趾跖关节底部可见大量黄腐组织,可见坏死肌腱,创面向足底贯通,黄色分泌物渗出,秽臭减轻,左足背创面黄腐减少,淡红色肉芽生长中,黄色分泌物渗出,皮温低;双足背动脉(-),左胫后动脉、腘动脉(+),右胫后动脉、腘动脉(-),双股动脉(+)。

3. 入院后第20天　上午在局麻下行左足第2～5趾截趾清创术。术后予以每日清洁换药,蚕食清除变性的筋膜组织。

4. 入院后第45天　患者左足肿胀消失,左足第2～5趾缺如,足背创面部分干痂形成,创面中间可见一大小约0.5 cm×0.5 cm,深约0.5 cm创面,少量黄色分泌物渗出(图1-2)。创周上皮生长中;双足背动脉(-),左胫后动脉、腘动脉(+),右胫后动脉、腘动脉(-),双股动脉(+)。

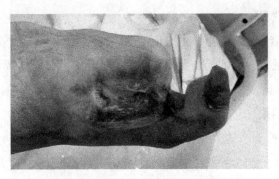

图1-2 入院第45天时患足照片

·治疗结果·

患者左足坏疽祛除、创面愈合（图1-3）。

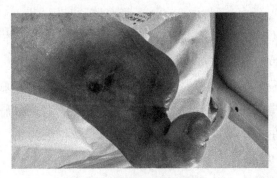

图1-3 患足创面愈合照片

第六节 预 后

·预后预期·

患者有糖尿病及高血压病病史，若能良好控制血糖、血压，每日检查患足，积极祛除诱发糖尿病足的各种原因，如足癣感染等，积极预防心脑血管意外事件的发生，预后良好。

·随访意见·

建议患者应每月随访1次,随访时进行患足检查,查看患足皮温、皮色,有无足癣、皲裂等。每2个月进行实验室检查及周围神经功能检查,每半年行双下肢动脉多普勒及踝肱指数检查。

·随访结果·

1. 体格检查　左足无肿胀不明显,左足第2～5趾缺如,残端创面愈合,足背创面愈合;双足背动脉(-),左胫后动脉、腘动脉(+),右胫后动脉、腘动脉(-),双动脉(+)。

2. 实验室检查及其他辅助检查

(1)血常规、凝血功能:总蛋白(57.5 g/L),白蛋白(32.7 g/L),白细胞计数($3.3×10^9$/L),红细胞计数($4.41×10^{12}$/L),血小板计数($161×10^9$/L),凝血酶时间(20.0 s),凝血酶原时间(11.1 s),国际化标准比值INR(0.96),纤维蛋白原(3.21 g/L),D-二聚体(0.40 mg/L FEU),活化部分凝血活酶时间(28.8 s)。

(2)双下肢动脉多普勒:双下肢股动脉血流减慢,左腘动脉、胫后动脉血流减慢,左足背动脉血流消失,右腘动脉、胫后动脉、足背动脉血流消失。左下肢踝肱指数为0.8,右下肢踝肱指数为0。

·家庭护理指导·

(1)洗脚水温度要低于38℃,由家属试水温或本人用手试水温,不可用脚试水温,以免造成烫伤。洗脚后仔细擦干,特别是脚趾之间。如果发现有破损或有分泌物渗出严禁洗脚,应及时就医。

(2)由家属或本人对患足进行足部按摩,按摩时动作要轻柔,避免推、搓、捏等损伤皮肤的动作。

(3)每天检查鞋的里面有无异物,防止外伤。

(4)如果患者视力不佳,不要自己修剪趾甲。若修剪趾甲需要别人帮助,而且应平直地剪趾甲。

(5)若足部皮肤干燥,应该使用润滑油剂或护肤软膏,但脚趾之间最好不要使用。

（6）每天换袜子，不要穿有破损的袜子。

（7）避免赤足在室内、外行走或赤脚穿鞋。

（8）在寒冷的冬季，要注意保暖。

（9）尽量避免长时间站立。

第二章 病例剖析

第一节 糖尿病足的历史

现代医学对于糖尿病足的认识也是一个逐渐的过程。1952年，奥克莱首先提出糖尿病足的概念。但是在奥克莱提出糖尿病足概念以前，据Pubmed文献检索显示，1948年，鲁特在《新英格兰医学杂志》发表了一篇有关治疗糖尿病足的论文，这篇论文主要谈及糖尿病足关于感染和截趾的治疗方法。1951年，雅布隆斯基报道青霉素外用治疗糖尿病足的经验。1955年，米勒斯报道了糖尿病足神经性关节病17例病例总结报告。1955年，劳里提出切开引流在糖尿病足坏疽治疗中的治疗重要性。1972年，卡特罗尔将糖尿病足定义为糖尿病性神经、血管病变合并感染等多种因素所引起的一组临床症候群。

中医学认为，糖尿病足属于"消渴""脱疽""血痹""阴疽"等范畴，但是糖尿病足的有关症状、体征等表现在古典医籍中早有记载。最早可见于《灵枢·痈疽篇》曰："发于足趾名曰脱痈，其状赤黑，死不治；不赤黑不死，不衰急斩之，不则死矣。"至隋唐时期，关于消渴病并发痈疽的病因病机从理论上已日臻成熟，医家认为其是寒邪、湿热、瘀血、痰湿、气血亏虚、阴阳的盛衰偏差等病因导致的本虚标实证，是一种伤及皮肤、经脉、肌肉、经筋、骨骼的病证。宋金以后，关于消渴并发脱疽的现象引起了医家的重视，并明确认识到感染和缺血为该病的主要病因。自明清以来，已确定了"化腐生肌药物配合蚕食清创术"为治疗该病的基本方法。

第二节　足部的解剖学相关知识

·足部肌肉及其肌腱·

包括起于小腿止于足与足趾的外在肌，或称小腿肌；和起于足止于足趾的足内在肌。足部肌肉的功能主要在于维持足弓和协调足外在肌的屈、伸肌之间的作用力，保持足在活动时的平衡和稳定。起始位置及终止位置都在足部的肌肉称为内在肌；起始位置在小腿，跨过踝关节而终止在足部的肌肉称为外在肌（图2-1、图2-2）。

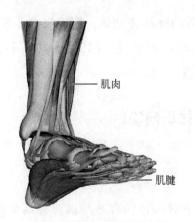
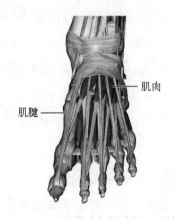

图2-1　足部肌肉与肌腱（侧面观）　　图2-2　足部肌肉与肌腱（正面观）

·足部神经·

坐骨神经自臀部下降至腘窝上方分为胫神经及腓总神经，两者分别下行进入足部。胫神经从内踝后方进入足底后分两终支：足底内侧神经和足底外侧神经。腓总神经分为腓浅神经与腓深神经二支下行入足（图2-3）。

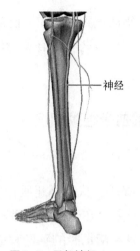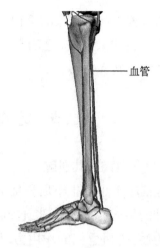

图2-3　足部神经　　　　图2-4　足部动脉血管

·足部血液供给·

包括3条血管：胫前动脉、胫后动脉和腓动脉。腘动脉在腘窝内腘筋膜远端，分为胫前动脉和胫后动脉，在分叉远端3 cm处胫后动脉（小腿后侧深间室内）发出腓动脉（图2-4）。

第三节　知识问答

一、糖尿病足概念

糖尿病足指与下肢远端神经异常和不同程度周围血管病变相关的足部溃疡、感染和（或）深层组织破坏。糖尿病足是糖尿病最严重的和治疗费用最多的慢性并发症之一，是糖尿病非外伤性截肢的最主要原因。轻者表现为足部畸形、胼胝（俗称"老茧"），以及肢端皮肤干燥、发凉，又称为高危足；重者可出现足部溃疡、坏疽。在糖尿病足病程发展的不同的阶段，其临床表现往往不是单一病症，而是以其中某一表现为主的一种综合性改变。

二、糖尿病足的检查与诊断

·糖尿病足如何诊断?·

张女士因"左足溃坏、疼痛1月伴发黑坏死2周"入院治疗。张女士同时为糖尿病患者,医生结合其病史、体格检查、实验室检查及其他辅助检查诊断为"糖尿病足—左足坏疽"。那么,糖尿病足具体应该如何诊断呢? 主要有下列几个方面。

1. 有明确的糖尿病病史 糖尿病患者,糖尿病病程较长,多为5~10年或以上,年龄一般>50岁。张女士73岁,且有糖尿病病史20余年,符合此条。

2. 肢体症状 肢体动脉搏动减弱或消失;肢端供血不足,皮肤发凉、发绀、疼痛、麻木。

3. 足部溃疡、坏疽 糖尿病患者足部皮肤溃疡,或有湿性坏疽、干性坏疽等临床表现者。

4. 神经功能障碍 感觉迟钝或丧失、足趾或足的畸形等有神经功能障碍表现者。

·糖尿病患者足部出现哪些情况应到医院就诊?·

糖尿病患者出现足部感觉异常,如足部麻木、疼痛、发凉或烧灼感,或触觉、痛觉、温度觉、震动觉减弱或消失,或足部水疱、皲裂、磨伤、鸡眼、胼胝以及甲沟炎等情况,都应及时到医院就诊,并进行相应的检查。

·糖尿病足患者需要做哪些检查?·

张女士入院后做了血常规及炎症指标、凝血功能、肝功能、血电解质、血糖等实验室检查,以及左足X线、胸片、双下肢B超、双下肢动脉多普勒等辅助检查,医生根据检查结果做进一步的诊断和治疗。那么,糖尿病足患者需要做哪些检查呢?

1. 实验室检查

（1）空腹血糖、餐后2小时血糖和糖化血红蛋白，根据检查结果调整降糖方案。

（2）血常规，根据检查结果判断感染情况。

（3）溃疡、坏疽处分泌物进行细菌培养、真菌培养及药敏试验，根据检查结果选用合适的抗生素。

2. 周围血管检查

（1）踝-肱动脉血压比值又称踝肱指数（ABI）检测：是非常有价值的反映下肢血压与血管状态的指标，正常值为1.0～1.4，＜0.9为轻度缺血，0.5～0.7为中度缺血，＜0.5为重度缺血，重度缺血的患者容易发生坏疽。在正常情况下，踝动脉收缩压稍高于或相等于肱动脉收缩压，如果踝动脉收缩压过高（如高于200 mmHg）或踝-肱动脉血压比值大于1.5，则应高度怀疑患者有下肢动脉钙化，此时应该测足趾的血压。

（2）跨皮氧分压（TcPO$_2$）检查：跨皮氧分压既能反映微循环状态，也能反映周围动脉的供血。测定方法为采用热敏感探头置于足背皮肤。正常人足背跨皮氧分压为＞5.33 kPa（40 mmHg）。跨皮氧分压＜4.0 kPa（30 mmHg）提示周围血液供应不足，足部易发生溃疡，或已有的溃疡难以愈合。跨皮氧分压＜2.67 kPa（20 mmHg），足溃疡没有愈合的可能，需要进行血管外科手术以改善周围血供。如吸入100%氧气后，跨皮氧分压提高1.33 kPa（10 mmHg），则说明溃疡预后良好。

（3）血管造影检查：血管造影检查可以用于了解下肢血管闭塞程度、部位，多用于截肢平面术术前定位或血管重建术及介入放射学治疗术术前检查。

（4）超声多普勒检查：检测下肢股动脉、腘动脉、足背动脉及趾间动脉的内径、血流量、加速度/减速度比值，判断缺血情况。

3. 神经系统检查

（1）Semmes-Weinstein尼龙单丝检查：用10 g Semmes-Weinstein尼龙单丝测定感觉是一种简单而又方便的方法。用尼龙丝一头接触患者的拇趾、足跟和前足庭外侧，此时能感到足底尼龙丝，用手按尼龙丝另一头轻轻施压，正好使尼龙丝弯曲，患者足底或足趾此时能感到足底尼龙丝，则为正常，否则为不正常。不正常者往往是糖尿病足溃疡的高危人群，并有周围神经病变。

（2）音叉检查：将128 Hz的音叉置于患者的双足拇趾上，如果患者对音叉引起的振动感觉减弱或消失，提示神经发生病变。

（3）神经电生理检测：采用肌电图或者诱发电位测定仪检测患者双侧胫后神经、腓神经的感觉及运动神经的波幅、潜伏时间，可见患者感觉神经和运动神经传导速度减慢。

4. 皮肤温度觉检查

（1）定性测定：将音叉或一根细不锈钢小棍置于温水中，取出后置于患者不同部位的皮肤，同时与测试者的感觉作比较。

（2）定量测定：利用皮肤温度测定仪可精确测定皮肤温度觉。

5. 压力测定　采用足部压力测定系统可以测定足底不同部位所受压力情况，发现足压力异常，通过矫正可以尽量减少局部受压点压力，避免发生压力性溃疡。

6. 骨关节检查

（1）X线检查：可发现骨质疏松、脱钙、骨髓炎、骨质破坏、骨关节病变，还可发现动脉硬化、气性坏疽感染后肢端软组织变化。

（2）CT检查：可显示骨髓腔、软组织的异常改变，可提示骨感染和骨膜或皮质骨侵蚀。

（3）MRI检查：对骨髓炎的诊断敏感性与特异性均高，且对软组织的分辨较CT检查更好。

·患有糖尿病足会发生哪些严重后果?·

糖尿病足会发生的主要严重后果是足溃疡、坏疽、截肢以及严重坏疽带来的心、脑、肾等器官衰竭导致的死亡等。2013年《药品评价》报道,西方国家中,约有15%的糖尿病患者在一生中会发生足溃疡,美国每年有6.5%的糖尿病足患者需要截肢,为非糖尿病患者的10倍以上。在中国糖尿病发病率正呈逐渐增加趋势,12%~25%的糖尿病患者在病程进展中可并发足部溃疡。已经证实,大约85%的糖尿病患者截肢之前都有足溃疡。在所有非外伤性下肢低位截肢中,有40%~60%发生在糖尿病患者身上。糖尿病足的高发病率与致残率已成为一个重要的公共卫生问题。

·哪些糖尿病患者容易出现糖尿病足溃疡?·

容易出现糖尿病足溃疡的糖尿病患者有显著的特征,具体来说和糖尿病患者的年龄和病程、性别、周围神经病变、下肢血管病变、感染、血糖、血脂、血压以及吸烟等因素有关。

(1)年龄和病程:糖尿病足溃疡的发生率与年龄和病程具有明显的相关性。随着年龄增长和病程延长,糖尿病足溃疡的发生率逐渐增高。病程越长,其足部病变越严重。

(2)性别:糖尿病足溃疡的发生与性别相关。男性患者的发病率高于女性,目前具体机制尚不明确,但考虑可能与雌激素对血管系统的保护作用有关。

(3)周围神经病变:周围神经病变是导致糖尿病足溃疡发生最常见的原因之一。神经病变使患者肢体麻木,感受外界刺激与伤害的能力减弱,自我保护能力降低。周围神经病变主要通过两种方式导致糖尿病足溃疡发生。一方面运动神经病变影响了足部肌肉的牵引张力,使足部肌肉萎缩,从而改变了足底受压部位,导致足畸形,如爪形趾、锤状趾等。爪形趾趾间关节弯曲,跖骨头突出,这一部位的切应力增加,因此跖骨头是发生溃疡的常见部位之一。另一方面感觉神经受损或丧失,使足部对不合适的鞋袜、异物或热的敏感性下降,导致皮肤破损,形成溃疡。

(4) 下肢血管病变:下肢血管病变在糖尿病下肢溃疡的发生发展过程中起着重要的作用。糖尿病患者发生下肢血管病变时,运动后由于肢体缺血加重,会感觉肢体沉重甚至疼痛。目前能够较准确地评估下肢血管病变程度。

(5) 感染:由于高血糖状态使机体免疫力降低,伤口一旦护理较差,易出现严重的感染。感染是糖尿病足溃疡的危险因素。

(6) 血糖:血糖控制较差的患者糖尿病足溃疡发生率较高。

(7) 血脂:血脂升高造成下肢血管动脉粥样硬化。大量脂质侵入血管壁使动脉基底膜增厚及血管腔狭窄,收缩期阻力指数增大,引起内源性凝血因子增加,易形成血栓,导致糖尿病足溃疡。

(8) 血压:收缩压升高是糖尿病足溃疡发病的危险因素。

(9) 吸烟:吸烟是糖尿病足溃疡发生的危险因素。糖尿病足溃疡的发生随着吸烟量的增加而升高。非吸烟者糖尿病足溃疡发生率为10.3%,有吸烟史但现已戒烟的患者糖尿病足溃疡发生率为11.9%,有吸烟史且目前亦吸烟者发病率为15.8%。与不吸烟糖尿病患者相比,吸烟的患者发生糖尿病足溃疡的概率增大。

· 糖尿病足溃疡如何分类? ·

张女士因"左足溃坏、疼痛1月伴坏死2周"入院治疗。入院后查双下肢动脉多普勒示双下肢股动脉血流减慢,双腘动脉、胫后动脉、足背动脉血流测不出,双下肢踝肱指数为0。说明张女士患足既有周围神经病变,又有周围血管病变,属于混合性溃疡。那么,糖尿病足溃疡如何分类呢?

糖尿病足溃疡可按照病变性质分为神经性溃疡、缺血性溃疡和混合性溃疡。

（1）神经性溃疡：神经性溃疡的主要病因是神经病变,而血液循环良好。这类患者的足通常是温暖的、麻木的、干燥的,痛觉不明显,足部动脉搏动良好。

（2）缺血性溃疡：即单纯缺血所致的足溃疡,无神经病变,很少见。

（3）混合性溃疡：同时有周围神经病变和周围血管病变,足背动脉波动消失。这类患者的足是凉的,可伴有休息时疼痛,足边缘部有溃疡和坏疽。

· 什么是糖尿病足坏疽,如何分类? ·

坏疽是一种特殊类型的坏死,是组织坏死并伴有不同程度腐败的结果。多发于四肢或某些与外界空气相连的器官。坏死组织的特征是黑褐色,有些散发恶臭。坏疽的发生原因主要有局部组织血液供养不足、生物性因素(细菌、病毒、寄生虫等)、理化因素(高温、寒冷、放射线、强酸、强碱)等。

糖尿病患者因血管闭塞缺血,组织失去活力,神经病变导致足部失去感觉,最终合并感染导致的坏疽就是糖尿病足坏疽。张女士入院时左足略有肿胀,全足皮温明显降低,左足背大范围发绀,伴水疱、坏死,黄色分泌物渗出,有秽臭,创周触痛明显,左足第2、3、4趾趾体发黑。以上症状说明张女士已有肢端循环和微循环障碍,且伴有周围神经病变、皮肤损伤、局部功能障碍,应属于糖尿病足坏疽最常见的湿性坏疽。那么,糖尿病足坏疽如何分类呢?

根据坏疽的性质及临床表现可分为湿性坏疽、干性坏疽和混合性坏疽三种临床类型。

1. 湿性坏疽 糖尿病足湿性坏疽较多，占糖尿病足坏疽的78%，是糖尿病足致残率高的主要原因。以微血管病变和细小动脉硬化、组织灌注不良、血管通透性增强、巨噬细胞功能减弱，且局部高糖状态为主要的病理基础。多有肢端循环及微循环障碍，并常伴有周围神经病变、皮肤损伤、感染性化脓等。病灶轻重不一，轻则浅表溃疡，重则严重坏疽。局部常有红、肿、热、痛，伴功能障碍，严重者常伴有全身不适及脓毒血症等临床表现。

2. 干性坏疽 糖尿病足患者干性坏疽较少见，仅占坏疽患者的6.8%。多由于糖尿病患者肢端动脉及小动脉粥样硬化，使血管腔狭窄；或动脉血栓形成，致使血管腔阻塞，造成局部组织液减少，导致血流逐渐或骤然中断的远端肢体，但静脉血流仍然畅通，因此发生不同程度的干性坏疽，其坏疽的程度与血管阻塞的部位和程度相关。

3. 混合性坏疽 糖尿病足患者混合性坏疽较干性坏疽稍多，多由于肢端的某一部位动脉或静脉阻塞，血流不畅合并感染而造成的坏疽。混合性坏疽是湿性坏疽和干性坏疽的病灶同时发生在同一肢端的不同部位。一般病情较重、坏疽面积较大，常波及足大部或全足。感染重时可有全身不适、体温及白细胞计数增高、脓毒血症等临床表现。

·糖尿病足有哪些分级法?·

国际上常用的糖尿病足分级方法有Wagner分级法、Foster分级法等。

1. Wagner分级法 如表2-1所示。

表2-1 Wagner分级法

级别	性 质 或 临 床 表 现
0级	指的是有发生溃疡高度危险因素的足,这些高危因素包括:周围神经病变、植物神经病变、周围血管病变,以往有足溃疡史,足畸形(如鹰爪足、Charcot足等)伴有胼胝、失明或视力严重减退,肾脏病变,特别是慢性肾功能不全,老年人尤其是独立生活、不能观察自己足或糖尿病知识缺乏者等
1级	足皮肤表面溃疡,临床上无感染。突出表现为神经性溃疡。这种溃疡好发生于足突出部位,即压力承受点,如足跟部、足或趾底部等,溃疡被胼胝包围
2级	较深的、穿透性的溃疡,常合并软组织感染,但无骨髓炎或深部脓肿,溃疡部位可存在一些特殊的细菌,如厌氧菌、产气菌等
3级	深部溃疡,常影响到骨组织,并有深部脓肿或骨髓炎
4级	特征为缺血性溃疡,局部的或足特殊部位的坏疽。通常合并神经病变。没有严重疼痛的坏疽提示有神经病变。坏死组织的表面可有感染
5级	坏疽影响到全足

2. Foster分级法 如表2-2所示。

表2-2 Foster分级法

级 别	性 质
1级	正常的足
2级	高危的足
3级	溃疡的足
4级	合并感染的足
5级	坏死的足

注:1~2级主要是预防,3~5级需要积极治疗;3~5级还可以进一步被分为神经性和缺血性。

3. 其他分级法 临床上按患足肿胀或溃疡涉及的关节层面将糖尿病足分为5级(表2-3)。

表2-3 糖尿病足其他分级法

级 别	病 变 范 围
1级	病变局限于足趾,未及足趾跖关节面
2级	病变达到足趾跖关节层面
3级	病变达到足前半跖
4级	病变达到足跖近踝关节层面
5级	病变超过踝关节达到胫腓段及以上者

· 糖尿病足有哪些分期? ·

糖尿病足的分期有国际临床分期和国内临床分期两种,国内临床分期又称"三期三级分类法"。

1. 糖尿病足国际临床分期 如表2-4所示。

表2-4 糖尿病足国际临床分期

分 期	表 现
一期 早期病变期	患者可出现下肢发凉、麻木、感觉异常或腿部抽筋等临床表现
二期 局部缺血期	患者可出现间歇性跛行,患足可出现轻度肌萎缩、皮肤干燥、皮色略淡或淡红、皮肤温度略低于健侧、出汗减少、趾甲生长缓慢
三期 营养障碍期	间歇性跛行加重并出现静息痛,患者多夜间疼痛、难以入眠,患肢营养障碍征象加重,肌萎缩明显,皮肤干燥脱屑,趾毛脱落,足不出汗,趾甲肥厚变形、生长缓慢,皮色苍白或淡红或紫红
四期 坏疽期	足趾出现紫红肿胀,发生溃疡或坏疽,坏疽可为1趾、数趾或足部等,溃疡可扩大加剧,使足前部或全足红肿

2. 糖尿病足国内临床分期 根据病情进展,分为三期;根据坏死范围,分为三级。如表2-5所示。

表2-5 糖尿病足国内临床分期

分	期
一期	局部缺血期,以慢性缺血、间歇性跛行为主要特征表现
二期	营养障碍期,以静息痛为主要特征表现
三期	坏死期,即溃疡坏疽期
分	级
一级	坏疽局限于足趾
二级	坏疽扩延至足背或足底,超过跖趾关节
三级	坏疽扩散至踝关节或小腿

三、糖尿病足的治疗

·糖尿病足的内科治疗方法有哪些?·

张女士入院确诊后医生给予抗感染、控制血糖和血压、纠正贫血、营养支持等治疗,还在急性期与好转恢复期给予不同的中药治疗。那么,糖尿病足的内科治疗方法有哪些?

1. 控制血糖　合理饮食,遵医嘱口服降糖药或注射胰岛素,将血糖控制在正常水平。

2. 扩血管、抗凝、溶栓、改善循环与微循环　此类治疗方法都是使肢端血流畅通,控制糖尿病血管病变的发展,改善肢体血液循环和微循环,防止发生肢体坏疽。

3. 抗感染　选用有效抗生素,可控制全身和坏疽局部感染,并能有效减少坏疽局部蔓延扩大和脓毒血症的发生。适用于并发感染,尤其对于肢体发生坏疽者。

4. 糖尿病周围神经病变的治疗　对于糖尿病周围神经病变

临床可应用弥可保（甲钴胺）、醛糖还原酶抑制剂、肌醇、氨基胍、神经营养剂（如维生素B族、神经节苷脂等）及神经生长因子等药物，能修复损伤的神经纤维，改善神经细胞的能量代谢，并能消除这方面的致病因素。

· 糖尿病足血管外科手术的适应证有哪些? ·

血管外科手术是下肢缺血性疾病的主要治疗手段，其目的是促进血运和重建动脉供血，改善缺血症状，但要严格掌握手术适应证，慎重选择手术方式。血管外科手术的适应证主要有下列几种。

（1）血管旁路移植术，适用于较大动脉闭塞者。

（2）动脉内膜剥脱术，适用于局限的重度狭窄或闭塞者。

（3）自体大隐静脉原位转流术，适用于闭塞的部位在腘动脉以远者。

（4）下肢远端静脉动脉化术，适用于动脉广泛阻塞，不具动脉重建条件者。

（5）介入治疗，适用于大、中动脉的病变者。而大部分糖尿病足患者存在显著的下肢动脉闭塞性硬化病变。对于这些患者，介入治疗可以通过球囊扩张及支架置入术等方法，重新开通狭窄或闭塞的血管，能改善肢体血供，保留肢体以降低致残率。

（6）血管内超声消融术，适用于有动脉壁与阻塞性动脉硬化斑块和血栓者，可有选择地消融血栓和斑块而不损害血管壁，应用超声波在血管内直接消除血栓和硬化斑块，促使狭窄或闭塞的血管再通。

· 糖尿病足的外治法有哪些? ·

1. 植皮术治疗　足部感染情况得到控制，肉芽新鲜的情况下可选择植皮术治疗。及时进行创面植皮有利于溃疡愈合，可明显缩短病程,是一种有效的治疗方法。

2. 物理治疗 对疑有厌氧菌感染或窦道较深、脓性分泌物较多的患者,局部可敞开创面,行高压氧舱或红外线照射治疗。

3. 干细胞治疗 将干细胞移植到缺血的肢体肌肉中,使其分化、形成新生毛细血管,改善和恢复下肢血流,以达到治疗下肢缺血的目的。自体骨髓干细胞移植对肢体疼痛、冷感、麻木等疗效确切,可使踝肱指数增加,对糖尿病足溃疡愈合及截趾创面愈合有促进作用,能降低截肢平面,并具有创伤小的优势,适用于合并心脑血管疾病且无法接受常规手术或介入治疗的高龄患者。

4. 血管基因治疗 通过应用血管生长因子或转基因治疗能促使内皮细胞增生迁移,从而促进缺血组织血管新生及侧支血管形成,可改善肢体血供。

5. 截肢手术 截肢手术适用于疼痛剧烈或大面积坏疽且保守治疗无效者。

· 糖尿病足患者出现皮肤水疱、鸡眼及胼胝如何治疗?·

1. 水疱 保持水疱清洁,避免受压,微循环改善后可自行吸收。对紧张性大的水疱应至医院由医生在无菌操作下抽出渗液使其干瘪,并可涂2.5%碘酒预防感染。

2. 鸡眼、胼胝 可做部分或全部切除,并外用生肌散、生肌膏或表皮生长因子等生肌药物,促进皮肤生长,使创面早日愈合,如果处理得当可顺利治愈。

四、糖尿病足的预后与处理

· 糖尿病足患者出现哪些情况会增加截肢的风险?·

糖尿病病史超过十年的患者发生溃疡或截肢的危险性更高,

特别是在男性患者。必须注意与足病密切相关且会增加截肢危险的情况，比如缺乏自我保护感觉的周围神经病变；有周围神经病变情况下的生物力学的改变；足底压力增高的证据（如在胼胝下的红斑、出血等）；下肢骨畸形；存在不同程度的周围动脉疾病，有溃疡或截肢史；严重的足癣或趾甲的病变。

· 糖尿病足患者如何进行护理？·

（1）有危险因素的患者应该明白每天监测足部的重要性，进行适当的足部护理，包括以软毛巾温水清洁足部和做好趾甲、皮肤护理以及适当的鞋袜的选择。

（2）有骨畸形，如槌状趾、明显增生的跖骨头和解囊炎（大趾内侧的炎肿）等患者，不能用商用治疗鞋类时，只能用专门定制的特殊鞋或最好是专用的糖尿病足预防鞋。

（3）有明显跛行或随访发现踝肱指数数值明显下降的患者需要做进一步的血管评估。

（4）洗脚既能保持足部卫生，又能促进血液循环，但水温要低于38℃，以免造成烫伤。由患者家属试水温或患者用手试水温，不可用脚试水温。洗脚后仔细擦干，特别是脚趾之间。如果发现有破损或有分泌物渗出严禁洗脚。

（5）伴有神经病变的糖尿病患者应给予逐渐地穿着新鞋的忠告，以最大可能地减少水泡和溃疡的形成。

（6）足部按摩时动作要轻柔，避免推、搓、捏等损伤皮肤的动作。避免足部针灸治疗，以防意外感染。

（7）每天检查鞋的里面有无异物，防止足部外伤。

（8）应平直地剪趾甲，防止外伤。如果视力不佳，不要自己修剪趾甲。有视力障碍、行动不便或有认知困难的患者，因其丧失了评估足部情况和及时反应的能力,需由其他家庭成员给予认真有效的帮助。

(9)对于干燥的皮肤,应该使用润滑油剂或护肤软膏,但尽量不要用在脚趾之间。

(10)不要用刀修剪角化组织或胼胝,不应擅自用化学物质或膏药来除去角化组织或胼胝,而应该由专业人员来处理。

(11)每天换袜子,不要穿有破损的袜子。

(12)避免赤足在室内外行走或赤脚穿鞋。

(13)在寒冷的冬季,要注意足部保暖,但尽量避免使用热水袋等。

(14)积极治疗脚癣,防止溃疡或坏疽的发生。

(15)尽量避免长时间站立或行走防止足底水疱的发生。

(16)糖尿病足高危因素患者应定期让足病专业医生定期检查。皮肤一旦出现水疱、开裂、割破、抓破或疼痛等应立即就医。

·糖尿病足患者饮食有哪些注意事项?·

糖尿病足患者的饮食应该控制总热量,计算热量时不仅包括主食,而且包括副食、烹调油及零食。食物多样化和均衡营养,增加膳食纤维,定时定量,每日至少保证三餐,口味清淡,少盐少油。

若患足已处于坏疽状态,则根据患足坏疽的分期和营养状况来采取不同的饮食。

(1)早期宜适当放松饮食控制:糖尿病足坏疽早期,患者一般营养状态较好。此时严格控制饮食摄入量,可能导致患者营养不良,延缓足坏疽的恢复。应当在血糖控制较为理想前提下,适当放松饮食控制,鼓励患者多进食高蛋白饮食(以优质动物蛋白为主),促进足坏疽的愈合。

（2）中期宜加强饮食营养治疗：糖尿病足坏疽中后期，由于长期患糖尿病，严格控制饮食的摄入量以及蛋白质等营养物质的丢失，往往存在营养不良，尤其是蛋白质合成障碍等情况，久病、高龄、严格控制饮食的患者更容易出现营养障碍。对于此类患者，应适当放宽对饮食的控制，尤其要鼓励患者进食高蛋白饮食，如鸡蛋、瘦肉、牛奶等高蛋白饮食，可以促进糖尿病足部伤口的愈合。

（3）晚期宜积极饮食营养治疗：糖尿病足坏疽后期，足部伤口往往长期不能愈合，又由于清创、换药所致的出血，足部疼痛影响食欲等原因，患者大多存在不同程度的营养不良，此时要鼓励患者进食，根据患者的饮食习惯，提供其喜欢的饮食种类，要鼓励患者进食优质蛋白，以促进足部伤口的愈合。如果合并严重的心或肺功能损伤，更应加强营养支持治疗。当然，加强营养支持治疗的前提是把血糖控制在较理想的范围内。

五、糖尿病足的中医知识

张女士入院后采用了中医药的治疗方法，比如急性期口服清热利湿、凉血解毒的中药，好转恢复期口服益气养血、托里生肌的中药，还运用了中药化腐清创术、蚕食清创术等外治法。那么，中医是如何认识糖尿病足呢？

· 名中医奚九一如何认识糖尿病足？·

奚九一教授是上海市名中医，上海市医学领先专业脉管病学科带头人。在其近50年的从医生涯中，奚九一教授对脉管病的治疗做出了卓越的贡献。

奚教授经大量的临床及实验研究，总结发现在糖尿病足中非缺血性的肌腱变性坏死症的发生率最高，占糖尿病足的85%以上，其导致的截肢率也最高、危害最大。1987年奚教授首先提出糖尿病足肌腱变性坏死症——"奚氏糖尿病足筋疽",这是新的病理类型和命名。奚教授认为,消渴日久,气阴两虚,筋腱失养,高糖生湿,湿郁筋损,郁而化热,筋腐成疽。奚教授根据这一类型糖尿病足坏疽的表现,如肌腱水肿、变性、坏死,并围绕肌腱形成窦道及穿通性溃疡等,将其命名为"筋疽"。奚教授根据糖尿病足病变部位、程度将筋疽分为两型、三度、五级,并以"清法"为核心进行治疗。糖尿病足筋疽患者应及早行"祛腐清筋术"治疗,可以通过清除变性的肌腱以及筋膜组织,及早地切断感染扩散的通路,使病情得到有效的控制,明显提高患者的保肢率。奚教授根据糖尿病患者皮肤、神经、肌腱、血管及趾骨等组织的不同变性,将其分为五大病症类型。初步形成了"糖尿病足奚氏临床分类法",从而拓宽了糖尿病足诊疗的思路与方法。

1. 皮肤病变型　糖尿病足患者皮肤病变复杂多样,主要表现有:皮肤水疱,破溃形成糜烂或慢性浅溃疡(图2-5)。常经久不愈,深入皮下组织,引起组织坏死;或趾丫糜烂、潮红、渗出、皮肤轻度肿胀;或因甲癣等症诱发甲沟炎而红肿化脓;或在掌缘跟部等处,皮肤皲裂粗糙、有鳞屑;或足掌等处出现跖疣性溃疡,显示多发杨梅刺样疣心、角性赘疣;或形成胼胝,并在其下形成水疱或溃疡。患足动脉搏动可有可无,肢体抬高苍白试验(-)。患足疼痛较轻或无。

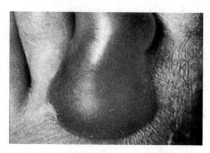

图2-5　糖尿病足-皮肤病变型

2. 肌腱筋膜变性坏死病变型 患足高度肿胀，张力较高；局部色红、灼热，逐渐皮下积液，波动感增强，切开或破溃后，肌腱变性，呈灰白色，弹性柔韧性减退，水肿增粗，或肌腱呈帚状松散坏死，腐烂液化后形似败絮，形成窦道。大量稀薄棕褐色、秽臭液体溢出，创面及周围组织红肿，呈湿性坏死（图2-6）。病情发展急骤，可迅速蔓延全足及小腿。患足大多足背动脉及胫后动脉搏动存在，如有肢端动脉狭窄或闭塞，也已形成良好地代偿，皮温较健侧高，且无明显静息痛，下肢抬高苍白试验（-）。

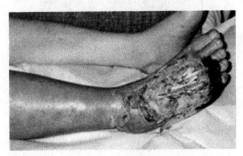

图2-6 糖尿病足-肌腱筋膜变性坏死病变型

3. 血管狭窄、闭塞缺血性病变型 患足皮肤干燥无汗，肢端发凉、干枯、苍白或发绀，毳毛脱落，趾端瘀黑或呈干性坏死，伴间歇性跛行、剧烈静息痛（图2-7）。颈动脉、腹主动脉及股动脉可听到吹风样杂音，足背及胫后动脉搏动消失，抬高苍白试验强（+）/5~10秒。

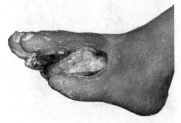

图2-7 糖尿病足-血管狭窄、闭塞缺血性病变型

4. 末梢神经变性病变型　患足麻木或刺痛、发凉,对称性双足感觉障碍,或肢体疼痛,患足掌踏地有踩棉絮感。或有"肢冷"感,足背动脉及胫后动脉搏动存在,抬高苍白试验(-)。或患肢有烧灼性疼痛,或伴放射痛,肢体触觉敏感。足背动脉、胫后动脉搏动存在,甚至较为亢进有力(图2-8)。

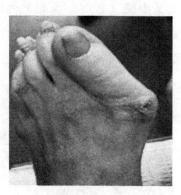

图2-8　糖尿病足-末梢神经变性
病变型

5. 足部骨病变型　表现为高年趾骨吸收,足部萎缩,关节畸形,肢端怕冷(图2-9)。或表现为由糖尿病足坏疽感染引起趾骨骨髓炎。

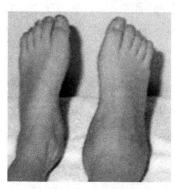

图2-9　糖尿病足-足部骨病变型

· 名中医奚九一如何治疗糖尿病足？·

奚九一教授提出，糖尿病足的中医病因主要是"三消内损、邪毒阻滞"，邪毒无非是"湿"与"瘀"之邪，二者为害变生各种内外诸证。辨证多为"湿邪浸淫"，属"热证""阳证"性质。

奚氏糖尿病足的五大类型临床表现及证治如下所示。

1. 皮肤变性皮损型——湿犯皮损（阳证）

（1）水疱症：发生率较高。足趾跖表皮散发透明水疱，如豌豆至手掌大小，大小不一，无明显红肿。大多在吸收后，局部呈圆形黄斑或黑色瘀斑。本症有复发性。

少数因继发霉菌感染，形成白糜状浅表损害，患足多无急性缺血性体征，可呈慢性浅溃疡。但也可经久不愈，深入皮下组织，转向坏死发展。

患足动脉搏动可有或无，但抬高苍白试验（－）。

（2）湿糜、浅溃疡症：发生率较广。趾丫糜烂、潮红，渗出液体较多或湿疹样浅溃疡。伴有局部皮肤轻度肿胀，或趾跖有橘皮样肿（足部淋巴水肿）。

本症易于深入趾骨跟部，伴有周围坏死。患足动脉搏动可有或无，但抬高苍白试验（－）。

（3）皲裂、鳞痂症：发生率较高。中老年性足跖及掌缘，皮肤皲裂粗糙、鳞屑痂皮。此为病变之始，最需防治。

皲裂处出现细黑斑点（可多发性），可以深入皮肤深层，如分币或银币大小的黑痂坏死，可以深入跟骨。

患足动脉搏动可有或无，但下肢抬高苍白试验（－）。

（4）跖疣状溃疡症：多由病毒引起，疮面圆形角化，角化表面削去后，显示多发杨梅刺样疣心、角性赘疣。但可反复混合感染；疣毒扩大，灼热肿胀，可伴发局部淋巴肿，较为顽固。

患足动脉搏动可有或无,抬高苍白试验(−)。

(5)趾丫甲癣症:较常发生,有干性及湿性两种。大多数患者不予注意,常致足部感染或溃疡发生。最易诱发真菌性甲沟炎肿胀、真菌性皮炎、真菌性湿疹、真菌性毛细血管血栓形成、真菌性皲裂性血栓、慢性真菌性局部淋巴肿等。此症在未发之前,需及时防治。

患足动脉搏动可有或无,抬高苍白试验(−)。

中医辨证属湿热证,治宜清热利湿。

基本方:茵陈、山栀、黄芩、黄连等。

外洗方:海桐皮、威灵仙、皂荚等。

2. 奚氏肌腱筋膜变性坏死型(筋疽)——湿郁筋损(阳证)
临床患足局部肿胀,潮红灼热,渐至湿性坏死,伴明显秽臭。患足血供良好,肢端无明显缺血征象,大多足背动脉及胫后动脉搏动良好,如有肢端动脉闭塞,但抬高苍白试验(−),皮温较健侧高,且无明显静息痛。

临床多伴有"三高":持续高血糖、高红细胞沉降率、高白细胞计数;及"三低":低蛋白、低红细胞计数、低血红蛋白。

(1)急性发作期:初期患足趾炎性肿胀,或呈实性巨趾、巨跖性肿胀,张力较高,无波动感;局部色红、灼热,逐渐皮下积液,波动感增强,切开或破溃后,大量稀薄棕褐色、秽臭液体溢出,创面及周围组织红肿。创面内可见不同程度的肌腱变性、水肿、坏死。近疮口的病变肌腱呈帚状松散,腐烂液化后形似败絮。深部肌腱失去银色光泽,呈灰白色,弹性柔韧性减退,水肿增粗。

病情发展急骤,有明显炎症反应,可迅速蔓延全足及小腿。

常伴严重的心、脑、肾等并发症,可危及生命。

临床可分:轻度(1度)、中度(2度)、重度(>3度)三级(图2-10)。疗程1~2个月。

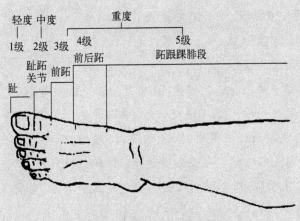

图2-10　筋疽临床分型示意图

（2）好转恢复期：经治疗后，足部肿胀消退，创面坏死肌腱清除，肉芽生长，色泽红润，创周可见上皮爬生。

病因病机：久消气阴两虚，气虚生湿，阴虚损筋；湿郁筋肿，郁而化热，筋腐成疽。

治则：急则治标，清热利湿解毒；缓则治本，益气养血生肌。

基本方：急证，茵陈、苦参、山栀、黄芩、黄连、制军等。

基本方：缓证，黄芪、白术、生米仁、当归、益母草等。

外洗方：一枝黄花、半边莲、黄精等。

3. 血管闭塞缺血性坏死型（脱疽）——痰湿瘀阻（阴证）　有微血管、大中血管闭塞两种类型。

（1）趾端浅瘀症：皮肤毛细血管痉挛、瘀血性瘀滞。发生率甚低。两足趾对称性或多个趾面，散见细小花絮状紫纹或浅瘀色，指压可褪色，但回流缓慢，渐呈茧壳状分离脱落。如无继发感染，一般不致形成溃疡。趾体与前跖可无发绀，可有急性刺痛，大多尚能缓解。

胫后及足背动脉搏动减弱或存在，抬高苍白试验（－）或弱

(+)；皮肤浅表紫纹,早期有可逆性。

辨证：阳虚脉阻。

治则：温阳通脉。

基本方：黄芪、桂枝、细辛、鹿角片、熟地黄、益母草等。

（2）肢体血管闭塞坏死症：大、中血管硬化狭窄、闭塞。发生率较低。肢端缺血征明显,如趾跖苍白、发绀,单个或多个趾端逐渐瘀黑,向足部近端发展且发展迅速；伴间歇性跛行、静息痛。颈动脉及腹主动脉、股动脉听诊区可听到吹风样杂音,足背及胫后动脉搏动消失,抬高苍白试验(++)/5～10秒。

治则：宜清脉软坚化痰。

基本方：制首乌、海藻、豨莶草、牡蛎、蒲黄等。

4. 末梢神经变性麻痹型——下消风痹、肾肝虚证

（1）寒痹症：足趾、跖踝麻木或刺痛、发凉、对称性双足感觉障碍。或有单个肢体疼痛感觉明显者。患足掌踏地均有棉絮感。少数有"肢冷"感。足背动脉及胫后动脉搏动存在。抬高苍白试验(－)。

治则：补益肝肾。

基本方：黄芪、首乌、熟地黄、山萸肉、鹿角片、五味子等。

（2）热痹(灼热性肢痛症)：患肢有烧灼性疼痛,或伴放射痛,夜甚,肢体触觉敏感。肢端无明显缺血性体征。足背动脉、胫后动脉搏动较为亢进有力。

治则：养阴清络。

基本方：牛角片、生地黄、元参、地榆、五味子、生石膏等。

5. 趾跖骨变性萎缩型——下消骨痹、肾虚证

（1）趾骨萎缩症——骨萎、寒证：趾骨吸收、萎缩畸形、肢端怕冷。肢端足背动脉、胫后动脉存在,无明显缺血体征。

治则：补肾养髓。

基本方：熟地黄、肉桂、茯苓、泽泻、丹皮、桂枝、黄芪等。

（2）趾骨骨髓炎症——骨痹、热证：多由糖尿病足坏疽感染引起趾骨骨髓炎。肢端足背动脉、胫后动脉存在，无明显缺血体征。

治则：清热凉血解毒。

基本方：生地黄、赤芍、土茯苓、垂盆草、蚤休等。

上述五大类型常分12个症，可单独或同时并见或相继发生，但多以某一种病变为主。

·糖尿病足患者有哪些中医食疗方推荐？·

1. 黄芪猪蹄汤

（1）原料：猪蹄300 g、黄芪30 g、当归6 g、淮山药9 g、大枣6 g、枸杞子9 g。

（2）做法：猪蹄洗净斩块，放入普通常压锅中，加入适量水。先用旺火煮沸，撇去上层浮沫和油后，用微火熬5小时，放入黄芪、当归、淮山药、大枣、枸杞子，再继续熬1小时，呈浓稠胶状约500 mL，过滤掉猪蹄骨。每日1剂，分两次口服。

（3）功效：补气养血，适用于糖尿病足患者气血不足而见神疲乏力、头晕、心悸等症。长期食用有提高白蛋白的作用。

2. 肉片焖扁豆

（1）原料：扁豆120 g、瘦猪肉40 g，植物油、甜面酱、蒜片、姜末、葱丝各适量。

（2）做法：① 猪肉切片、扁豆择好洗净闭段；② 油烧热后先炒肉片，放入姜葱同炒，肉片变色后起锅。用余油炒扁豆，稍加温水，盖上锅盖焖熟，放入肉片及调味料，武火快炒几下即成。

（3）功效：健脾和中、消暑解毒、除渴止渴。用于治暑湿吐泻、脾虚呕逆、食少久泻、水停消渴等症，并可解酒。糖尿病足患者宜选用白扁豆。

3. 瘦肉香菇蒸豆腐

（1）原料：豆腐两块（约200 g）、瘦猪肉40 g、香菇12 g，香菜、盐、花椒水、料酒、鸡汤各适量。

（2）做法：① 豆腐切片并用开水烫一下，瘦猪肉切片，香菇用开水泡好、洗净、切成小丁，香菜洗净、切成碎末；② 把豆腐摆在碗里，加入鸡汤、瘦肉、香菇丁、盐、花椒水、料酒，上屉旺火蒸1小时。食用时撒上香菜末即可。

（3）功效：滋阴润燥、补益气血。可用于糖尿病足患者阴津亏虚所致的形体消瘦、口干引饮、少痰干咳、大便秘结及气血不足引起的神疲体倦、气短喘息等。

4. 黄精党参蒸鸡

（1）原料：母鸡1只，黄精、党参、淮山药各30 g，生姜、葱、川椒、盐各适量。

（2）做法：① 母鸡去毛和内脏、制成块，放入沸水锅内烫3分钟后捞出、洗净血沫，装入汽锅内，加入葱、姜、盐、川椒；② 将洗净的黄精、党参、淮山药加入，盖好汽锅盖，上笼蒸3小时后取出，即可食用。

（3）功效：益气补虚、滋阴润燥。可用于糖尿病患者因脾胃虚弱、肺肾阴虚症见体倦乏力、腰膝酸软、脉象虚弱等。并有降压、降脂、增加冠状动脉血流量、减轻动脉粥样硬化作用，长期食用有一定降血糖作用。

5. 大蒜腐竹焖鳖

（1）原料：鳖500 g、大蒜80 g、腐竹40 g、生姜40片，植物油、生粉、白酒、葱花、酱油、盐各适量。

（2）做法：① 将鳖活杀，去肠杂切块、用开水脱去血腥、捞起滤干水分，腐竹浸软切段、大蒜切段；② 起油锅、下葱姜爆香，放入鳖、大蒜、炒至微黄。减少许酒,下上汤(或清水)适量、同放入瓦屋焖至鳖肉熟透,下生粉、葱花,调匀即成。

(3)功效:滋养肝肾、健胃化滞。主治糖尿病合并高血压病、高脂血症,病属肝肾亏虚、症见头痛眩晕者。

6. 肉炒黄瓜丁

(1)原料:黄瓜300 g、瘦猪肉250 g,油、酱油、生粉、葱、姜、盐、料酒各适量。

(2)做法:① 猪肉切丁,生粉、酱油、料酒调汁拌好、黄瓜切丁;② 油烧热后,先下肉丁,放入姜、葱,武火急炒,再放入黄瓜丁,一同炒、放盐、待熟即成。

(3)功效:清热、利水、解毒。用于上消型糖尿病,兼有火眼、咽喉肿痛者尤为适宜。

7. 黄精蒸鸡

(1)原料:黄精40 g、党参20 g、山药30 g、嫩母鸡1只,调味品适量。

(2)做法:将鸡宰杀去毛及内脏,用温水洗净,制成块,入沸水中烫一下、置大碗中,加葱、姜、精盐、辣椒和洗净切碎的黄精、党参、山药,加适量水,上蒸笼蒸至肉烂即成。

(3)功效:益气补虚、滋肾润肺。含蛋白质、淀粉、碳水化合物、多种维生素、黏液质等。适用于糖尿病肺肾阴虚型,症见咳嗽少痰、多饮多尿、口咽干燥、腰膝酸软者。

8. 归芪蒸鸡

(1)原料:仔母鸡1只、炙黄芪100 g、当归20 g,绍酒、胡椒粉、盐、生姜、葱各适量。

(2)做法:① 将仔母鸡宰杀后,剖腹去内脏、洗净,剥去爪、放入沸水中浸透捞出,沥净水分,当归洗净;② 将当归、炙黄芪由鸡的裆部装入腹内,放罐子中,摆上姜片、葱段;③ 注入清汤,加入盐、绍酒、胡椒粉,将罐子口封严,上笼用沸武火蒸2小时,取出调味即可。

（3）功效：补气养血。适用于糖尿病因气血不足而见神疲乏力、头晕、心悸等症者。长期食用有降血糖的作用。

主　要　参　考　文　献

陈淑长.实用中医周围血管病学.北京：人民卫生出版社,2005.

陈淑长.中医血管外科学.北京：中国医药科技出版社,1993.

冯友贤.血管外科学.上海：上海科学技术出版社,1992.

李曰庆.中医外科学.北京：中国中医药出版社,2002.

谷涌泉.糖尿病足病诊疗新进展.北京：人民卫生出版社,2006: 248—265.

奚九一,赵兆琳,曹烨民等.奚九一谈脉管病.上海：上海科学教育出版社,2004.

国际血管联盟中国分会糖尿病足专业委员会.糖尿病足诊治指南.介入放射学杂志,2013,22（9）：705—708.

孔俐丹.糖尿病足的中医外治法.中西医结合研究.2015,7（6）：320—322.

糖尿病足（中华中医药学会）.糖尿病中医防治指南.中国中医药现代远程教育.2011,9（19）：140—143.

赵诚,曹烨民.糖尿病足坏疽的祛腐清筋术.中医外治杂志,2011,20（6）：29.

中华医学会外科学分会血管外科学组.下肢动脉硬化闭塞症诊治指南.中华医学杂志,2015,95（24）：1883—1896.

主 编 信 息

· 基本信息 ·

曹烨民,男,53岁,主任医师,教授,硕士生导师,全国第三批优秀中医临床人才,上海市中医药领军人才。目前担任上海中医药大学附属上海市中西医结合医院脉管科主任,上海市中西医结合脉管病研究所副所长。兼任中华中医药学会周围血管病分会副主任委员,中国中西医结合学会周围血管病专业委员会副主任委员,上海市中西医结合学会周围血管病专业委员会主任委员。

· 擅长领域 ·

擅长糖尿病足、深静脉血栓形成、血栓性静脉炎、动脉硬化闭塞症、血栓闭塞性脉管炎、免疫性血管炎等各种脉管病的诊治,以及各种慢性创面的处理和骨关节病、痛风等疾病的治疗。先后获得上海市科技进步二等奖、中华中医药学会科技进步二等奖。先后承担国家级、市级课题10余项,发表论文20余篇。参编著作8部。

· 门诊时间 ·

专家门诊:每周一上午;特需门诊:每周三全天。